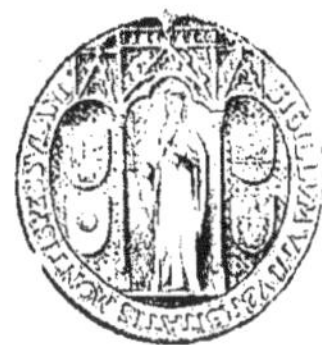

Dr ÉMILE BOURGUET
ANCIEN EXTERNE DES HOPITAUX DE MONTPELLIER
(*Concours 1902*)

Considérations sur quelques

Affections Pulmonaires

Des Ouvriers Houilleurs

MONTPELLIER
G. FIRMIN, MONTANE ET SICARDI

CONSIDÉRATIONS

SUR QUELQUES

AFFECTIONS PULMONAIRES

DES OUVRIERS HOUILLEURS

PAR

Emile BOURGUET

DOCTEUR EN MÉDECINE

ANCIEN EXTERNE DES HOPITAUX DE MONTPELLIER (CONCOURS 1902)

Occasio prœceps, judicium difficile.
HIPPOCRATES. APHOR. I.

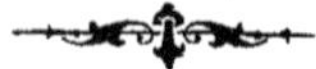

MONTPELLIER
IMPRIMERIE G. FIRMIN, MONTANE ET SICARDI
Rue Ferdinand-Fabre et quai du Verdanson

1905

PERSONNEL DE LA FACULTÉ

MM. MAIRET (✻) . . . . Doyen
TRUC . . . . Assesseur

Professeurs

Clinique médicale	MM.	GRASSET (✻).
Clinique chirurgicale		TEDENAT.
Clinique obstétric. et gynécol		GRYNFELTT.
— — ch. du cours, M. Guérin.		
Thérapeutique et matière médicale. . . .		HAMELIN (✻).
Clinique médicale		CARRIEU.
Clinique des maladies mentales et nerv.		MAIRET (✻).
Physique médicale.		IMBERT
Botanique et hist. nat. méd.		GRANEL.
Clinique chirurgicale.		FORGUE.
Clinique ophtalmologique.		TRUC.
Chimie médicale et Pharmacie		VILLE.
Physiologie.		HEDON.
Histologie		VIALLETON.
Pathologie interne.		DUCAMP.
Anatomie.		GILIS.
Opérations et appareils		ESTOR.
Microbologie		RODET.
Médecine légale et toxicologie		SARDA.
Clinique des maladies des enfants		BAUMEL.
Anatomie pathologique		BOSC
Hygiene.		BERTIN-SANS.

Doyen honoraire : M. VIALLETON.

Professeurs honoraires :

MM. JAUMES, PAULET (O. ✻), E. BERTIN-SANS (✻)

M. H. GOT, *Secrétaire honoraire*

Chargés de Cours complémentaires

Accouchements.	MM.	VALLOIS, agrégé libre.
Clinique ann. des mal. syphil. et cutanées		BROUSSE, agrégé.
Clinique annexe des mal. des vieillards. .		RAUZIER, agrégé libre.
Pathologie externe		De ROUVILLE, agrégé.
Pathologie générale		RAYMOND, agrégé.

Agrégés en exercice

MM. BROUSSE	MM. VIRES	MM. SOUBEIRAN
de ROUVILLE	VEDEL	GUERIN
PUECH	JEANBRAU	GAGNIERE
GALAVIELLE	POUJOL	GRYNFELTT Ed.
RAYMOND	ARDIN-DELTEIL	

M. IZARD, *secrétaire*.

Examinateurs de la Thèse

MM. CARRIEU, *président*.	MM. VIRES, *agrégé*.
GRANEL, *professeur*.	JEANBRAU, *agrégé*.

A LA MÉMOIRE VÉNÉRÉE DE MON PÈRE

LE DOCTEUR EMILE BOURGUET

MÉDECIN EN CHEF DE LA COMPAGNIE DES MINES DE GRAISSESSAC (HÉRAULT

MÉDECIN DE LA COMPAGNIE DES CHEMINS DE FER DU MIDI

MÉDECIN INSPECTEUR DES ENFANTS DU PREMIER AGE

E. BOURGUET.

A MA MÈRE

A LA MÉMOIRE DE MES GRANDS ONCLES

LE DOCTEUR EUGÈNE BOURGUET (D'AIX)

CHEVALIER DE LA LÉGION D'HONNEUR

ASSOCIÉ NATIONAL DE L'ACADÉMIE DE MÉDECINE

LE DOCTEUR BENJAMIN BOURGUET

E. BOURGUET.

A MON COUSIN GASTON BOURGUET

A MON PRÉSIDENT DE THÈSE

MONSIEUR LE PROFESSEUR CARRIEU

PROFESSEUR DE CLINIQUE MÉDICALE A LA FACULTÉ DE MÉDECINE DE MONTPELLIER

MEIS ET AMICIS

E. BOURGUET.

LIMINAIRE

Ce n'est pas sans une douloureuse émotion que nous accomplissons aujourd'hui l'acte ultime de nos études universitaires, car nos yeux cherchent en vain autour de nous les traits vénérés et chéris de notre père, vers lequel se reportent à cette heure tous nos pensers.

Cette grande joie nous a été refusée de lui dire et de lui affirmer ici, en une telle circonstance, tout notre respect, toute notre gratitude et notre filial amour, tous ces purs et profonds sentiments que son seul souvenir gardera de s'éteindre, de s'atténuer même, et que nous éprouvons aussi purs, aussi profonds à l'endroit de notre mère bien aimée.

. . . .

Selon la formule généralement admise, chacun de nous entreprend et poursuit ici-bas une route. Comme tout voyageur qui veut voyager loin, nous procédons par étapes. Nos états d'âme varient à l'infini durant la course, qui nous paraît tantôt aisée, facile et agréable, tantôt pénible, dure et douloureuse. Mais quand, atteignant l'un des reposoirs qui s'échelonnent et fractionnent notre pérégrination, nous refaisons par la pensée le chemin parcouru, alors se dégage nettement une impression maîtresse, ou bonne ou mauvaise, qui qualifiera désormais la période vécue.

Nous n'hésiterions pas à considérer, d'ores et déjà, parmi les meilleures passées ou à venir ces quelques années d'études médicales, si vite écoulées, qui constituent notre seconde étape, si tout dernièrement nous n'avions pas eu à pleurer amèrement la mort de notre vénéré père, le docteur Emile Bourguet, de Graissessac.

C'est dire qu'avec mille regrets, et sous le coup de cette pénible et angoissante impression que laissent les adieux nécessaires, nous quittons cette vieille et glorieuse Faculté de Médecine, son cloître familier, ses hôpitaux quotidiennement visités, que nous quittons ses maîtres, et en particulier ceux qui nous ont prodigué durant nos études de si touchantes marques d'intérêt, de bienveillance et de sympathie.

Que MM. les professeurs Granel et Forgue, auxquels nous devons tant, reçoivent les premiers l'expression de notre vive gratitude et de notre profond attachement.

Que MM. les professeurs Carrieu, Baumel, Tédenat, auprès desquels nous avons eu la bonne fortune d'accomplir nos deux années d'externat, MM. les professeurs agrégés Vires, Soubeyran et Jeanbrau, tous ceux sous la haute direction desquels nous avons travaillé, agréent l'expression de notre reconnaissance et de nos remercîments.

Ils nous ont initié, nous les aplanissant, aux difficultés de la clinique et nous ont appris à aimer toujours plus notre art.

A leur école, nous avons conçu toute la grandeur du rêve esquissé dès notre prime jeunesse, toute la gravité du devoir qui nous incombe et qui, rempli consciencieusement et avec amour, doit nous assurer le bonheur, si avec Renan nous considérons le bonheur comme le dévouement à un rêve ou à un devoir.

En terminant, nous ne saurions oublier de joindre à tous ces noms, qui évoqueront toujours pour nous de très chers souvenirs, celui du docteur Jean Castany Arcens, notre compagnon de route depuis les jours déjà lointains de la rhétorique et notre meilleur ami.

CONSIDÉRATIONS

SUR QUELQUES

AFFECTIONS PULMONAIRES

DES OUVRIERS HOUILLEURS

INTRODUCTION

Si petit que soit le champ qu'on moissonne, il reste toujours quelques épis à glaner.

On nous pardonnera d'avoir tenté après tant d'autres de chercher quelque chose encore dans le milieu houiller, et cela d'autant plus aisément que nous ne nous écarterons guère d'une exploitation particulière.

Ce trop rapide mémoire n'est qu'un relevé d'observations, notes et réflexions sur quelques affections pulmonaires des houilleurs, faites au cours de nos lectures et en particulier de nos recherches dans les manuscrits (1868-1904) de notre regretté père, consacrés uniquement aux maladies des mineurs de Graissessac, et durant les quelques mois de stage médical que nous fîmes dans cette exploitation.

Ankylostomasie et anémie des mineurs, tuberculose et anthracose ont donné lieu ces dernières années à de longues discussions qui se poursuivent encore et ne seront pas tranchées de sitôt. Mais à côté de ces affections des houilleurs. d'autres plus banales, plus terre-à-terre, sont laissées de côté parce qu'elles paraissent à cette heure définitivement jugées. Il ne nous a pas paru inutile cependant de revenir sur quelques-unes de ces dernières, que les médecins attachés aux Compagnies houillères rencontrent chaque jour dans leur pratique, car elles occupent encore, de par leur nombre, le premier rang dans les statistiques des affections des mineurs... Dans un premier chapitre, après avoir rapidement rappelé les conditions hygiéniques dans lesquelles se trouve placé le mineur, les particularités du milieu souterrain, nous avons dit leurs influences sur les fonctions et l'appareil respiratoire, leur rôle dans les bronchites aiguës et chroniques, pneumonies, pneumokoniose anthracosique, asthme, pleurésie, sur l'anatomie pathologique desquels nous avons insisté. Ces affections, nous les considérons les unes comme prédisposant le houilleur à l'emphysème ou créant l'emphysème, les autres comme facteurs de sclérose pulmonaire.

Un second chapitre est réservé au rôle de ces affections sur le cœur.

Le troisième est consacré à l'hygiène préventive de ces affections.

CHAPITRE PREMIER

Il ne nous paraît pas inutile de rappeler au début de ce premier chapitre quelques notions très générales sur l'anatomie et la physiologie des poumons.

Anatomie. — On peut considérer le poumon comme une immense surface épithéliale au-dessous de laquelle circule un puissant courant sanguin, tandis qu'au-dessus circule un courant d'air.

Le courant sanguin est contenu dans un réseau capillaire qui a pour canaux afférents les branches de l'artère pulmonaire et pour canaux efférents les veines pulmonaires. Le sang y circule d'un mouvement continu et régulier.

Le courant aérien circule au-dessus de l'épithélium. Il est amené par des canaux afférents qui se ramifient à la façon des artères, mais ressort par ces mêmes canaux. Il n'est pas continu, mais alternativement renversé, comme un mouvement de marée. Inspiration. Expiration.

Chacun des poumons est formé de milliers de sacs (lobules pulmonaires), dont la cavité est partagée en un certain nombre de petites cavités secondaires (alvéoles), par des cloisons qui n'arrivent pas tout à fait au centre et ont pour rôle de multiplier la surface d'échange. Ces cloisons s'atrophient et disparaissent en partie dans l'emphysème et chez les vieillards, d'où l'activité moins grande dans ces cas de la respiration. Nous ajouterons simplement que la paroi propre des lobules et la charpente conjonctive qui réunit les divers lobules entre eux, contiennent de nombreuses fibres élastiques et que les petites bronches renferment une couche de fibres musculaires lisses.

Physiologie. — *Mécanique.* — Les poumons sont renfermés dans une cavité dilatable, le thorax, dont ils suivent exactement toutes les variations de volume. Grâce aux dilatations et aux contractions successives de cette cavité, il s'établit par la trachée, par suite des différences de pression ainsi produites entre l'air intérieur et l'air extérieur, un courant d'air alternatif d'entrée et de sortie : l'inspiration et l'expiration.

L'inspiration, dans la respiration normale, se produit très brusquement, se ralentissant très légèrement vers la fin ; l'expiration succède immédiatement à l'inspiration, sans pause inspiratoire ; l'expiration débute brusquement et se termine de façon graduelle et prolongée, suivie d'une inspiration sans véritable pause expiratoire. L'inspiration représente 1/3 et l'expiration les 2/3 de la durée d'une respiration totale (Arthus) (1).

La fréquence des respirations est de 16 à la minute chez l'homme, diminuant de 1/4 environ pendant le sommeil.

Le rythme respiratoire normal est régulier : les inspirations et les expirations se succèdent à intervalles réguliers et présentent une amplitude uniforme.

Air. — L'air, on le sait, a la composition centésimale suivante (en volume) : azote, 79,02 ; oxygène, 20,95 ; CO_2, 0,03 à 0,04. Le rôle de l'azote dans la respiration est encore une

(1) Arthus, *Eléments de Physiologie.*

question à l'étude. Les expériences de Regnault et Reiset tendent à démontrer qu'il n'est que très secondaire. Quant à l'acide carbonique, les recherches de Paul Bert, Claude Bernard, Pettenkofer, prouvent qu'il n'a d'effet toxique qu'à hautes doses, et que l'on peut séjourner sans troubles manifestes dans des atmosphères contenant 1/1000 de ce gaz.

Prenons maintenant un indivdu sain, jeune ou non, fils de mineur ou de campagnard, indemne de toute tare originelle, et suivons-le à la mine, où il est admis à travailler. Quelle que soit son occupation, qu'il ferme une porte, qu'il soit charretier, rouleur, boiseur ou piqueur, il sera un peu plus tôt ou un peu plus tard appelé à travailler à l'extraction de la houille : c'est de cette catégorie spécialement que nous nous occuperons et à laquelle toutes nos remarques s'appliquent.

Air des mines. — L'ouvrier a quitté une atmosphère normale pour se mettre au travail dans des galeries en cul-de-sac.

La composition chimique de l'air qu'il y doit respirer, est altérée de deux manières.

1° Par un défaut de proportion des éléments constituants : diminution d'oxygène, augmentation d'acide carbonique.

a) Par les émanations et fermentations des bois de charpente altérés par l'humidité.

b) La respiration des hommes et animaux (chevaux, parasites), versant CO^2 et prenant O, comme la putréfaction des matières organiques et la combustion des lampes.

c) La température élevée dilatant l'air et diminuant sa teneur en oxygène.

d) L'absorption d'oxygène par la houille, bien démontrée par M. H. Fayol (ingénieur-directeur à Commentry), comme facteur de combustion spontanée des tas de charbons en couches; le charbon pouvant absorber jusqu'à cent fois son vo lume de ce gaz, d'où augmentation notable d'azote. (Expériences de MM. Regnault, Fayol, Parisse, à Commentry).

2° Par l'addition de gaz délétères.

a) Acide carbonique des animaux et dégagements du sol.

b) Oxyde de carbone après déflagration de poudre et surtout de la poudre de mine.

c) Grisou ; mélange complexe, variable, dont l'inflammation provoqua la catastrophe du puits Sainte-Barbe (Graissessac), du 14 février 1877.

d) Des dérivés volatils de la houille (Docteur Manouvriez, de Valenciennes).

e) Des gaz sulfurés et de l'azote que donnent la déflagration des poudres, la combustion des lampes.

f) Hydrogène sulfuré des matières animales en décomposition et des houilles pyriteuses. Notons en passant que la quantité de cristaux pyriteux est très faible dans les charbons de Graissessac.

3° L'humidité habituelle du milieu souterrain ; la vapeur d'eau (respiration animale, évaporation sudorale), saturant l'atmosphère ; les parois humides à suintements continuels venant de couches aquifères voisines ; sol imprégné d'eau.

4° L'élévation de la température, tenant à plusieurs causes, respiration, efforts musculaires, dégagements de gaz, lampes, coups de mine, chaleur centrale de la terre, absorption d'O par la houille.

5° La pression atmosphérique, plus grande au fond des mines qu'à l'extérieur ; sans grand effet morbide du reste (elle provoque une moindre dilatation des vésicules pulmonaires).

6° Les poussières.

Influence de ces particularités du milieu souterrain sur l'appareil respiratoire

1° La première observation que l'on fait sur l'homme placé dans ce milieu, même s'il ne travaille pas, est une sorte de surprise qui l'oblige à accélérer ses inspirations. Il doit suppléer au manque de bon air, à cette diminution d'oxygène (insuffisant surtout pour entretenir les combustions nécessitées par le travail), par l'introduction plus active du mélange nécessaire aux échanges du poumon; première cause de fatigue de l'appareil musculaire de cet organe. Et à côté de ce plus grand nombre de mouvements respiratoires, il faut tenir compte de leur amplitude. On se sent obligé de temps en temps de faire de grandes et fortes inspirations, afin de mettre en jeu tout l'appareil. Cette suractivité, nécessaire, est d'abord par elle-même une cause d'usure et de fatigue. L'appareil surmené ne fonctionne plus avec le calme nécessaire, et généralement l'expiration à laquelle on ne saurait donner le temps de s'accomplir, se fait mal, est incomplète, et laisse séjourner dans les alvéoles du poumon, des gaz que nous savons impropres à modifier heureusement le sang. Les capillaires ont alors beau jeu pour en absorber une partie, et les transporter dans le torrent circulatoire.

Ce mode de fonctionnement du poumon, qui ne se fait d'abord qu'à la mine et disparaît après que l'ouvrier a respiré de nouveau le « bon air » durant quelques heures, ne tarde pas à persister plus qu'il ne faudrait. Il serait à peu près impossible de déterminer à quelques jours près les phases successives du phénomène morbide et son aggravation ne peut pas être surveillée pas à pas. Ce n'est que par secousses que l'on voit le mal s'étendre et les divers départements pulmonaires être envahis chacun à leur tour. Mais on constate de temps en temps quand on examine l'ouvrier, que le mal augmente. Un moment vient où, dans toute la poitrine, on constate l'établissement d'un type respiratoire dont la comparaison suivante donne une idée :

Suivons le fonctionnement du soufflet de forge : on remarque qu'à chaque mouvement du levier qui le met en jeu, cet appareil acquiert tout le développement qu'il est susceptible d'acquérir. Quand le levier se relève, le soufflet s'affaisse, mais non tout à fait. Une partie de l'air qu'il contient n'est pas chassée et maintient partiellement la dilatation de l'instrument. On peut s'assurer que dans ces conditions et au moment où une nouvelle quantité d'air sera aspiré par la soupape, il se produit un bruit caractéristique, susurrement, roulement. Chez le houilleur dont on ausculte la poitrine, on retrouve ce bruit particulier, que l'on n'oublie plus si on l'a perçu une fois. Tel serait pour nous le premier degré de la gêne de l'organe. Dans ce poumon ainsi préparé et dont l'élasticité poussée à outrance a détruit le tonus vital, que va-t-il se passer ? la chose du monde la plus simple et que prévoit le raisonnement : le moindre effort plus considérable que déterminera par exemple le travail, une rupture va se produire, et cela aux points normaux où, chez l'homme qui travaille au bon air, elle se fait toujours, c'est-à-dire vers les bords du poumon, à la partie supérieure. et nous voici au second degré : l'emphysème.

2° Gaz délétères, irritants, vapeurs, fumées, ces produits divers exercent leur action sur la muqueuse des voies respiratoires ; coryzas, rhumes, laryngites, bronchites, violents accès de toux, dyspnée, les reconnaissent souvent pour cause et si ces affections n'offrent rien de particulier chez le houilleur, du moins elles sont un acheminement possible vers des maladies plus graves si elles sont négligées, ou de par leur récidive L'altération de la muqueuse favorise en effet l'action du froid.

3° Ceci nous amène à étudier l'influence de l'humidité et de la température sur le poumon du mineur :

Du cul-de-sac où il travaille à demi-nu par suite de la température élevée qu'il y supporte, l'ouvrier sort ayant chaud. Il est en sueur pour traverser les galeries de plus en plus fraîches qui conduisent au puits ou à la galerie maîtresse. Il a donc à supporter dans un court espace de temps plusieurs écarts brusques de température, et de plus il est généralement peu vêtu.

A sa sortie de la mine, il lui reste encore à parcourir le trajet plus ou moins long qui le sépare de sa maison, souvent dans le même costume et sous une température plus froide encore, en hiver du moins.

Bien plus, le chantier est souvent humide. Les pieds dans l'eau, l'ouvrier reçoit parfois une véritable pluie sur tout le corps : il sortira donc mouillé et s'exposera davantage encore à toutes ces affections dites *a frigore*, dont le praticien observe tant de cas :

I. Nous ne ferons que citer le coryza et l'angine catarrhale, fréquents chez le mineur, mais qui ne nous intéressent que par un point : c'est que la bronchite aiguë est la plupart du temps consécutive à une poussée de l'une ou l'autre de ces affections.

Bronchite aiguë. — Histologiquement la muqueuse est d'ordinaire seule intéressée, les vaisseaux sont considérablement dilatés, entourés de leucocytes. Les épithéliums gonflés avec leur noyau tuméfié sont soulevés par les cellules lymphatiques diapédésées ; ils perdent leur plateau. leurs cils vibratiles et leur protoplasme se remplit de mucus. Ils tombent par place et l'on comprend tous les inconvénients que présentent de telles modifications en présence de gaz ou de corpuscules irritants. Les glandes muqueuses grossies laissent sourdre du mucus ou du muco-pus. Les acini glandulaires se desquament, deviennent granuleux, la muqueuse prend un aspect tomenteux, velouté. Mais le processus inflammatoire dépasse souvent les couches élastiques de la sous-muqueuse, les anneaux musculaires peuvent être dissociés ; de même les trousseaux élastiques, d'où une faiblesse permanente de la paroi bronchique comme conséquence et la possibilité de la bronchectasie plus tard, s'il y a eu de larges destructions musculaires.

Bronchite chronique. — D'une façon générale, le houilleur atteint de bronchite aiguë qui se soigne mal, ou reprend trop tôt son travail, alors que les lésions de son affection ne sont pas complètement guéries, cicatrisées, est un candidat à la bronchite chronique. Au point de vue histologique, on constate un épaississement fibroïde de la muqueuse ; par places, de fines végétations de tissu scléreux veloutent la face interne de la bronche. L'épithélium n'a plus sa forme cylindrique, il tapisse d'une façon irrégulière la membrane basale qui est épaissie. Les muscles sont amoindris, les vaisseaux plus dilatés, les glandes entourées d'une zone fibroïde. Enfin les cartilages peuvent être tout à fait ossifiés, état qui, joint à la sclérose des tissus bronchiques et pérbronchiques, peut faire des bronches atteintes des canaux durs et immobiles. Un seul symptôme nous arrêtera : la toux.

De toutes les maladies, la bronchite est celle qui s'accompagne le plus souvent de toux. L'irritation des muqueuses trachéale et bronchique la provoque et Nothnagel déclare que la muqueuse bronchique, en particulier, est la zone tussigène, la plus sensible. Les physiologistes décrivent le mécanisme de la toux de la façon suivante : Après une inspiration plus ou moins profonde, la glotte est momentanément fermée ; à ce moment, les muscles expirateurs entrent en jeu et comme dans l'effort augmentent la pression du gaz intrapulmonaire. La glotte s'ouvre alors brusquement et l'air chassé avec vitesse balaye les mucosités. Durant l'augmentation de la pression intrapulmonaire, l'air est poussé vers les grosses bronches, mais aussi vers les points les moins comprimés durant l'acte respiratoire (sommets, bords antérieurs des poumons) points d'élection de l'emphysème. Les efforts répétés de toux, à la longue, finiront par rompre les fibres élastiques du parenchyme pulmonaire et l'ectasie atrophique des alvéoles sera réalisée. Est-il nécessaire de rappeler qu'à côté de cet élément mécanique (toux), l'élément trouble nutritif, c'est-à-dire la débilité des fibres élastiques que la toux traumatise a une grande importance. Nous avons dit plus haut quelles étaient les altérations des tissus quand le processus inflammatoire atteignait et dépassait les couches élastiques, et ne devons-nous pas songer encore à l'hérédité, à l'alcool, au tabac ?

La *Broncho-pneumonie*, qui survient surtout au cours d'une maladie infectieuse, peut succéder à une bronchite simple, aiguë, primitive, à une bronchite chronique.

Les parties du poumon restées saines à la périphérie des noyaux isolés, aux sommets et aux bords antérieurs, sont atteintes d'emphysème, que les efforts violents et répétés accompagnant la respiration, ont provoqué.

A l'autopsie des individus atteints autrefois de broncho-pneumonie et qui eurent une convalescence traînante, qui restèrent jusqu'à la fin des tousseurs, on trouve une induration atrophique pulmonaire avec dilatation bronchique.

Le poumon est très réduit de volume dans les points malades, le tissu en est dur et crie sous le scalpel. Les bronches sont plus ou moins dilatées.

La *Pneumonie* est rarement observée dans notre milieu houiller. Les quelques cas que nous avons relevés semblent permettre de dire qu'elle revêt un type un peu spécial. Après le retablissement, on observe une toux souvent très persistante contre laquelle, durant de longues semaines, échouent les médicaments employés ailleurs avec quelque succès. Sa rareté chez le houilleur tient probablement à ce fait que le pneumocoque n'aime pas l'humidité qui le tue assez vite, si les refroidissements favorisent son activité et son développement. Le diplocoque lancéolé de Talomon Frænkel ne se développe qu'à une température supérieure à 24 degrés, et on le cultive de préference à 30-36 degrés.

Histologiquement, quand l'autopsie n'est faite qu'au bout de longs mois, le poumon montre à la coupe un tissu fibreux, infiltré d'une grande quantité de charbon. Sa couleur oscille entre un ton verdâtre foncé et les tons noirâtres les plus sombres. Sur le tout, tranchent des traînées fibroïdes blanc nacré. Le tissu pulmonaire a perdu ses caractères. Au microscope, les alvéoles rétrécis par l'épaississement fibreux de leurs parois et des cloisons périlobulaires, surchargés de charbon, sont en outre comblées par des végétations fibroïdes. C'est une alvéolite végétante néo-vasculaire.

Le lobe anciennement touché est devenu un moignon fibreux. il est réduit à la moitié, au tiers de son volume normal. La sclérose pleurale, d'une résistance considérable, l'enserre et cette sclérose paraît même tendre à l'ossification.

La *Pleurésie*, dont le refroidissement est encore un agent provocateur incontestable, bien que toute pleurésie soit associée à une toxi-infection. Les formes sèche et séro-fibrineuse, qui sont les plus communes, laissent après elles ces adhérences, ces symphyses pleurales, faisceaux de tissu conjonctif avec vaisseaux de néoformation à leur intérieur, qui gênent les mouvements du poumon en les tiraillant.

La *fluxion de poitrine*, qui ne se sépare pas des autres pneumonies, bronchites, par la nature de ses lésions : ce sont toujours des congestions, des inflammations avec caractères spéciaux : étendue des lésions en surface, rapidité des processus, facilité de propagation par continuité des tissus et ses conséquences (1).

L'*asthme* est assez rarement rencontré à Graissessac. Il y a, à coup sûr, dans le milieu souterrain maint élément susceptible de prédisposer le houilleur à cette maladie : imperfection de l'hématose, quantité et qualité de l'air respiré, coups de froid, humidité, bronchites. Le mineur est la plupart du temps un nerveux. Vapeurs, gaz et poussières en trop forte quantité provoqueraient infailliblement des accès de plus en plus rapprochés et graves, si le malade persistait à travailler à l'intérieur. Les premières attaques d'asthme sont généralement bénignes et sans reliquat ; mais plus tard, si l'élément catarrhal vient se joindre à l'élément nerveux, et s'il prédomine, le malade conserve dans l'intervalle de ses attaques un état morbide analogue à la bronchite chronique et d'autant plus tenace que l'emphysème, qui en est la complication, se met souvent de la partie.

Les alvéoles du poumon perdent de jour en jour de leur élasticité ; l'action de la dyspnée les distend outre mesure ; quant à l'état axphyxique, dans les crises prolongées, elle entrave la nutrition des parois lobulaires et facilite leur rupture.

4° *Les poussières*. — Au nombre des particularités du milieu souterrain figurent les poussières.

a) Qu'elles proviennent des lampes à mèche mal réglées,

(1) Grasset, *Montpellier Médical*, 1874.

des coups de mines à la dynamite et surtout à la poudre ordinaire qui répandent dans l'atmosphère des houillères non seulement des gaz irritants, mais d'abondantes fumées, des particules fines, ténues, impalpables, lentes à se déposer sur les parois ou sur le sol.

b) Des roches dures attaquées par les perforatrices à air comprimé ; du charbon abattu surtout (poussier, pulvérin), de beaucoup les plus abondants ; encore cette abondance tient-elle à la nature même du charbon. Ce poussier flotte dans l'atmosphère, entoure par conséquent le houilleur de tous côtés, saupoudrant peau et solutions de continuité de la surface cutanée (tatouage bleu) ; tendant à pénétrer par voie buccale ou nasale, le tube digestif et le poumon. Comme pour le noir de fumée, au microscope, il s'agit de grains dépourvus de toute aspérité, à angles mousses, ce qui les différencie absolument des particules de la poudre de charbon de bois, des poussières siliceuses ou métalliques crénelées, dentelées, à angles aigus. C'est du carbone, comme le démontre sa résistance aux acides minéraux, à la potasse, au chlore, ne se dissolvant comme le charbon, que par l'acide sulfurique et l'acide nitrique.

Les grains les plus volumineux, les plus grossiers, sont arrêtés par les vibrisses du nez, englobés par le mucus, expulsés avec lui soit vers l'extérieur, soit vers le pharynx. Les plus fins, les impalpables pénètrent avec le courant d'air inspiré dans la trachée et les bronches. En qualité de corps étrangers, leur action irritative active la sécrétion muqueuse des parois qu'elles tapissent, comme elles font pour la muqueuse nasale. Une partie fixée dans le mucus sera expectorée, l'autre plus légère encore va cheminer jusqu'à l'alvéole. Quel sera le sort de ces derniers grains ? Ils seront la proie des cellules à poussières, leucocytes destinés à les charrier à l'intérieur du poumon, ayant traversé la mince barrière épithéliale. Une certaine quantité tatouera les éléments fixes, le reste s'éliminera par les lymphatiques vers les ganglions du hile. Avant d'insister sur le rôle de ces éléments encombrants, il nous paraît intéressant de rappeler ici rapidement les résultats de l'autopsie d'un mineur de Graissessac faite à l'hôpital de Cette par MM. les docteurs Lassalle et Monteux (1).

A l'ouvertude de la poitrine, les poumons ne s'affaissent pas ; à droite, les feuillets de la plèvre adhèrent intimement ; à gauche, pleurésie légère à la base avec un peu de liquide. Coloration uniformément noire des deux poumons.

Poumon droit : en deux endroits de la surface, cicatrices noires, dures ; la plèvre fait corps avec le tissu pulmonaire : dans tout le parenchyme petits corps durs au palper. Caverne assez vaste à contenu noir, tachant le doigt. Ces organes incisés en divers sens crient sous le scalpel. A la coupe, coloration noire, uniforme, des trois-quarts inférieurs. Sommet marbré noir à veines blanches.

Sommet gauche rouge sombre, congestionné, hépatisé même. La consistance de l'organe ne permet pas son écrasement sous la pression des doigts, il gagne le fond d'un vase plein d'eau.

Le lavage du tissu coloré entraîne une matière noire qui ne surnage pas ; les lavages répétés conservent au tissu sa couleur noire.

Enfin çà et là des îlots de 3 à 6 millimètres de diamètre séparés par des travées fibreuses en tous sens, quelques-uns du volume d'une noisette, constitués par une matière granuleuse à grumeaux jaunâtres, parcelles de tissu mort. Quelques points des sommets sont perméables sinon sains.

Les parois des bronches sont épaissies et leur calibre plus ou moins rétréci ; les vaisseaux de même.

---

(1) H. Isemberg, *De l'hygiène du mineur et des maladies qui lui sont particulières* (Thèse, Montpellier, 1896).

Histologie (Docteur Lassalle). — Les travées sont formées de fibres conjonctives séparées par places par des traînées de particules de volume et de forme variées, de couleur noire.

Les fibres connectives affectent au niveau des îlots les plus foncés une disposition circulaire et renferment dans leurs mailles une grande quantité de particules organiques. Le centre est formé de cellules endothéliales dégénérées, en sorte que ces îlots ne sont que des vestiges des alvéoles pulmonaires dont les parois épaissies et partant resserrées obturent la lumière plus ou moins complètement. Les coupes des points caséeux présentent une enveloppe fibreuse très dense ; les débris de fibres connectives des cellules très altérées en constituent la partie centrale. Les vaisseaux pulmonaires ont leur calibre amoindri, plusieurs sont réduits à l'état de cordons, d'autres obturés par des caillots. Les plus fines ramifications bronchiques offrent la même altération que les vaisseaux, mais à un degré moindre. L'épaississement de leur tunique fibreuse et de leur membrane muqueuse est très évident. Il en est de même pour les grosses bronches. Au niveau des points perméables, éraillures de l'endothélium vésiculaire, envahissement du tissu connectif périalvéolaire par des poussières en auréole noirâtre autour de la vésicule. Ce seraient là les premiers signes d'altération du poumon par les poussières selon quelques praticiens. Quant à la sclérose elle serait l'effet de l'irritation déterminée par la pénétration des poussières dans le parenchyme pulmonaire.

Charcot (1) et Gombault observant la série des altérations que les poussières déterminent ont décrit l'épaississement des parois alvéolaires, l'alvéolite végétante, le rétrécissement consécutif de leur cavité ; l'épaississement progressif du tissu cel-

---

(1) Charcot, *Leçons*, 1877.

lulaire périlobulaire infiltré d'éléments ronds. Les molécules charbonneuses pénétrant le tissu conjonctif périalvéolaire, celui-ci réagit et se vascularise, d'où diapédèse consécutive, d'où enkystement sur place et par suite développement des fibrilles conjonctives. Quant aux enkystements dans des territoires éloignés, ils les attribuent aux lymphatiques.

Regimbeau (1), résumant les travaux de Charcot et de Tardieu, s'exprime ainsi : « Le pulvis charbonneux contenu d'abord dans l'intérieur des parois alvéolaires, pénètre dans le tissu périvasculaire et péribronchique. La trame conjonctive, irritée par la présence des particules étrangères, prolifère et s'épaissit considérablement, au point de tripler et de quadrupler de volume. Il se fait donc là une transformation fibreuse généralisée de ce tissu, pneumonie fibreuse rendue caractéristique par le dépôt noir. Sous l'influence de la rétraction fibreuse consécutive, le champ de l'hématose est considérablement diminué. L'organe présente de plus çà et là des nodules fibreux plus ou moins noirs, imperméables à l'air, avec des vaisseaux sanguins à parois irritées et sclérosées qui perdront à leur tour leur perméabilité et amèneront la formation de cavernes. »

Et voici d'autre part l'examen histologique de poumons anthracosiques par notre maître, M. le professeur Carrieu (*Archives de physiologie*, 1888), et ses conclusions sur la pneumokoniose anthracosique : L'examen à l'œil nu des poumons les moins profondément atteints montre qu'il existe des points de parenchyme relativement sains et comme partiellement épargnés, à côté de noyaux noirs, indurés et complètement imperméables. Cette disposition indique que la lésion ainsi disséminée sans ordre n'est point commandée par le lobe pul-

---

(1) Regimbeau, *Pneumonies chroniques* (Thèse d'agrégation, 1880).

monaire, mais dépend plutôt du type lobulaire, qui seul peut expliquer cette distribution nodulaire.

Examen au faible grossissement : le rasoir ayant sectionné le lobule pulmonaire perpendiculairement à la direction de la bronche centrale, on voit très nettement que les particules charbonneuses sont disposées sous forme de traînées plus ou moins épaisses ou d'amas plus ou moins considérables, et cela dans deux régions bien distinctes du lobule.

1° A la périphérie, vers les limites mêmes du lobule.

2° Vers le centre du lobule autour de la bronche et des vaisseaux satellites.

Examen au fort grossissement : la bronche a conservé son calibre normal, elle est peu ou pas altérée. La muqueuse persiste avec son épithélium à peu près indemne de dépôt charbonneux ; à peine si de loin en loin quelques cellules épithéliales renferment dans leur intérieur quelques fins granules noirâtres. La seule paroi bronchique manifestement altérée est la paroi externe conjonctive qui est fortement épaissie et dans les interstices de laquelle on rencotre des dépôts charbonneux plus ou moins considérables. Il en est de même pour l'artère et la veine, satellites de la bronche intralobulaire. Leurs parois internes sont dans les deux vaisseaux parfaitement saines, mais leurs tuniques adventices notablement hypertrophiées, remplies de granulations anthracosiques. Les altérations atteignent leur plus haut degré autour de l'artère.

Au niveau des alvéoles, on voit les travées plus ou moins épaissies, à revêtement cellulaire légèrement augmenté de volume, et peu modifié par la présence de quelques grains charbonneux, plus abondants il est vrai que dans l'épithélium bronchique.

Dans la cavité alvéolaire, après envahissement par le charbon, quelques cellules épithéliales et des leucocytes pigmentés.

On sait, depuis Grancher, que les lymphatiques du poumon

naissent dans les interstices du tissu conjonctif de la bronche intralobulaire et que des vaisseaux satellites forment le réseau central du lobule ;

Que d'autres suivent plutôt la direction des veines et se trouvent à la périphérie du lobule, dans le tissu conjonctif séparant les lobules entre eux.

C'est précisément dans ces régions que se trouvent sur les coupes les amas charbonneux les plus considérables dessinant d'un côté les limites du lobule, entourant de l'autre les canaux formant l'axe et le centre. Mais il y a des anastomoses entre ces deux systèmes, il y a des lymphatiques autour des conduits acineux, des canaux alvéolaires, des cloisons intraalvéolaires. Les coupes permettent de voir le lymphatique intermédiaire bourré de cellules lymphoïdes fortement teintées de noir, tandis que les surfaces alvéolaires voisines sont relativement peu pigmentées. On voit en même temps des éléments lymphatiques plus ou moins noirs errer, hors des vaisseaux, à la surface ou dans la cavité des alvéoles.

Nous voyons donc les particules charbonneuses libres déposées sur les parois alvéolaires, bientôt en partie absorbées par les cellules lymphatiques, qui, grâce à leurs mouvements amiboïdes, peuvent, dans leurs pérégrinations, rencontrer un grand nombre de ces corps étrangers et les inclure dans leur masse. Elles rentrent dans le courant lymphatique, comme le prouvent les coupes, et arrivent aux ganglions du hile, non sans encombrer de matières charbonneuses les abords et les origines des voies lymphatiques du poumon. Le passage de ces éléments chargés de corps étrangers produit à la longue une irritation qui se traduit par l'hypertrophie et l'imperméabilité du ganglion. Cet état ganglionnaire est une manifestation à un degré plus avancé de la lésion pulmonaire... Comme toutes les pneumonies chroniques, la pneumokoniose se traduit au bout d'un temps plus ou moins long par l'*hyperplasie généralisée du tissu conjonctif pulmonaire et l'altération catarrhale du revêtement pulmonaire.* Effet banal obtenu par toutes les causes d'irritation du parenchyme pulmonaire longtemps prolongées, mais le processus en est différent : il est atrophique, ulcératif et non plus hypertrophique.

Il y a rétrécissement du calibre des bronches. On voit que la muqueuse bronchique relativement peu altérée et non envahie par le charbon, a été refoulée et repliée dans la lumière de la bronche, comme une tenture trop vaste détachée de sa paroi : la lésion est très nette dans les parois externes de la bronche, plutôt que dans sa paroi interne, mais il n'en est pas moins vrai que, dans ces conditions, l'apport de l'air aux alvéoles pulmonaires devait être à peu près nul.

A un plus haut degré encore, le même processus se présente du côté de l'artère, ici, la lumière du vaisseau a disparu sous l'action continue de la rétractilité du tissu conjonctif néoformé qui enserre le vaisseau comme dans une ligature. Cette suppression de la circulation dans un territoire vasculaire du poumon doit avoir des conséquences considérables : ulcérations plus ou moins étendues.

Si ce processus sclérosique porte sur des artérioles des capillaires des parois alvéolaires, il y aura résorption progressive des éléments nécrosés par les vaisseaux voisins restés perméables, la nécrose restant limitée à un espace restreint.

Conclusions : La pneumokoniose anthracosique est une pneumonie chronique lobulaire systématisée, c'est-à-dire ayant une disposition anatomique caractéristique dès le début ; systématiquement commandée par les lymphatiques péri et centro-lobulaire.

Elle se distingue donc des pneumonies chroniques banales et des broncho-pneumonies.

Citons enfin les résultats des expériences de MM. Claisse et O. Josué : *Etude sur les pneumokonioses* (1898).

Ayant soumis des cobayes durant 280 jours, à des inhalations quotidiennes de pulvis charbonneux ils ont conclu à l'autopsie que la migration des grains de poussier de l'alvéole au parenchyme se fait sans aucune réaction locale. Leur élimination paraît être une fonction physiologique plutôt qu'une réaction accidentelle, et ces poussières, qui, dans les poumons des animaux d'expérience ne déterminent aucun désordre, ne paraissent pas capables de produire chez l'homme les lésions graves décrites à propos des pneumokonioses. Nous sommes en droit, ajoutent-ils, d'attribuer à l'infection les différentes formes des lésions décrites, de la simple congestion à la sclérose. En quantité anormale, elles peuvent déterminer une irritation locale traumatique qui préparerait et favoriserait à ce niveau la culture des microbes. Elles peuvent en outre, ces poussières, être bactérifères, bien que l'air des mines contienne, selon les docteurs Surmont et Lumière, de Lille, un nombre infime de microorganismes représentés surtout par des saprophytes (moisissures).

Si la cause d'irritation se prolonge, la lésion dépasse la paroi alvéolaire, gagne le parenchyme, s'établit à demeure, l'infection se renouvelle sans cesse et par suite on arrive à une lésion chronique.

Kuborn, dont on ne saurait négliger l'avis, dit que les particules de charbon inhalées aident mécaniquement et passivement à la production de l'emphysème.

Leur action irritante est très faible ou nulle, ne donnant pas la bronchite mais l'aggravant souvent.

Leur effet mécanique à un haut degré d'infiltration est la dyspnée habituelle.

Le docteur Fabre, de Commentry (*Etat sanitaire des mines de nos jours*, 1881), considère l'anthracose comme un état anatomique, un signe d'identité si l'on veut, mais non une maladie.

Le docteur Manouvriez, de Valenciennes, admet une certaine relation de causalité entre l'anthracose, l'emphysème et l'asthme, mais le pulvis lui paraît peu redoutable.

Le docteur Oberthür, dans sa thèse inaugurale, arrive aux conclusions suivantes : nous pensons que l'anthracose n'est autre chose qu'une bronchite chronique, une pneumonie chronique, une broncho-pneumonie chronique accompagnée de plus ou moins d'emphysème.

En résumé, d'aucuns admettent l'innocuité des poussières charbonneuses ; quelques-uns entendent sous le nom d'encombrement charbonneux l'emphysème et la bronchite chronique des houilleurs. D'autres enfin veulent donner à l'affection une physionomie spéciale, en faire une entité morbide.

Les expériences récentes de MM. Claisse et Josué sont trop importantes pour ne pas éclairer la physiologie pathologique de la pneumokoniose anthracosique. Nous nous rangeons de leur côté avec la majorité des docteurs de houillères en considérant le pulvis comme inoffensif en petite quantité, mais pouvant déterminer une irritation locale traumatique, préparant et facilitant à ce niveau les cultures microbiennes, s'il pénètre en quantité assez considérable, ce qui est le cas des houilleurs ayant plusieurs années de mine. Les poussières jouent le rôle de corps étranger et sont ainsi une cause d'infection locale.

Cette cause d'irritation étant prolongée, la lésion dépasse la paroi alvéolaire, gagne le parenchyme, s'établit à demeure. A l'irritation traumatique chronique correspond une infection infiniment renouvelée et par suite une lésion chronique participant à l'hypertrophie des travées conjonctives et des ganglions.

Si le poumon présente quelque lésion, si le houilleur reprend son travail avant la guérison complète de sa bronchite, de sa pneumonie : des desquamations épithéliales, la chute des cils vibratiles, la tendance à respirer la bouche ouverte par suite de l'essoufflement, l'infiltration sera plus rapide, plus aisée, les lésions s'éterniseront, les deux processus anthracose et bronchite évolueront parallèlement et s'exaltant l'un l'autre, la gêne respiratoire s'accroît, l'adénopathie trachéo-bronchique de même, le tissu élastique du poumon se sclérose, car tout ce qui lèse le parenchyme laisse une cicatrice conjonctive (1).

Autres poussières. — Enfin si le caractère morphologique des grains de pulvis est d'être dépourvus de toute aspérité offensive, il n'en est pas de même des poussières de roche dure, siliceuses surtout (chalicose) et fréquemment associées aux poussières charbonneuses. Ces particules, plus ou moins nombreuses, qui flottent dans les tailles, sont surtout dues à l'usage des perforatrices mécaniques. Elles agissent non plus par leur quantité anormale, mais bien par leurs aspérités qui lèsent directement les parois bronchiques et alvéolaires. Nous n'avons pas eu l'occasion d'observer à Graissessac des cas de ces pneumokonioses qui se différencient à maint égard de l'anthracose.

Pour nous résumer, la poussière charbonneuse nous paraît contribuer à l'emphysème si souvent observé chez les mineurs (dyspnée), et provoquer la sclérose pulmonaire.

Mode de travail. — Les galeries qui conduisent aux chantiers, aux tailles, sont de hauteur variable et leurs dimensions en raison inverse de la distance de l'entrée de la mine. Le houilleur marche debout, légèrement courbé, plié en deux parfois. L'épaisseur, l'inclinaison, la direction du filon modifient l'attitude de l'ouvrier qui l'attaque, debout, assis, accroupi, à genoux, couché sur le côté (col tors), sur le dos

(1) V. Oberthür (*loc. cit.*).

ou rampant parfois, tout autant d'attitudes vicieuses dont on soupçonne les mauvais effets sur le rythme respiratoire normal.

L'attitude assise, le corps incliné en avant agirait, selon Rokitansky, en déterminant une dilatation anormale des parties supérieures du poumon et du thorax, consécutive à la gêne qu'éprouve la dilatation normale de la base de la poitrine. Les rouleurs de wagonnets penchés en avant, les bras tendus ont la poitrine comprimée latéralement par la tension des muscles de l'épaule et du thorax. La mécanique pulmonaire est donc modifiée, gênée. L'usage des échelles interminables qui conduisaient au dehors les ouvriers (puits à échelle), tend à disparaître complètement. Il n'est pas de mode à Graissessac où nous signalerons seulement la présence de plans inclinés quelques-uns à voûte très basse, obligeant celui qui les doit parcourir à marcher plié en deux.

Il faut enfin tenir compte des efforts répétés que demande le travail de houilleur.

Jaccoud a dit qu'il résulte du mode de l'expiration normale ou forcée, que l'air à ce moment est poussé en même temps vers les bronches et le larynx, et la circonférence de l'organe pulmonaire, vers les points les moins comprimés durant l'acte respiratoire : si la glotte est en partie fermée lors d'une expiration forcée, l'air est par suite refoulé de vive force vers la partie du poumon la moins résistante de la paroi thoracique (les sommets) et vers les parties qui reçoivent normalement la plus petite quantité d'air (bords antérieurs). Sommets et bords antérieurs sont on le sait les sièges de prédilection de l'emphysème.

Or, l'effort est précédé d'une inspiration profonde remplissant le poumon d'air. La glotte se ferme et sur le thorax fixé les muscles expirateurs se contractent avec énergie, point d'appui solide pour les muscles qui vont agir, d'où compression de dedans en dehors par l'air emprisonné et dont la tension s'exagère menaçant de dilater les vésicules ou réalisant cette dilatation aux points faibles, c'est-à-dire suffisamment soutenus.

Nous avons noté ailleurs que les inspirations incomplètes font perdre aux vésicules leur élasticité normale et favorisent leur distension.

En somme, nous considérons les affections pulmonaires dont il a été question dans cette première partie de ce mémoire :

I. Les unes comme prédisposant à l'emphysème ou le provoquant.

II. Les autres comme favorisant la sclérose ou la créant.

RÉSUMÉ

I. *Causes prédisposant le houilleur à l'emphysème ou créant l'emphysème.* — Bien que Kuborn attribue à la suppression des échelles la diminution d'emphysémateux qu'il constate, il faut bien reconnaître l'influence très importante d'autres causes :

L'air chaud et humide nécessite de grands efforts d'inspiration et des inspirations multiples, nous l'avons déjà vu, pour obtenir la quantité d'oxygène nécessaire à l'hématose.

La diminution d'oxygène ; les gaz délétères. Kuborn se demande s'il ne faut pas attribuer à ces gaz une influence nocive sur le pneumogastrique dont les lésions, suivant Longet (expériences de Cl. Bernard et Brown-Séquard (1), amèneraient

(1) Brown-Séquard : L'irritation du pneumogastrique et du bulbe paraît avoir un effet analogue à celui de la section des vagues.

l'emphysème pulmonaire. Du reste, suivant la remarque de MM. Proust et Hirt, vapeurs et gaz déterminent le catarrhe pulmonaire auquel l'emphysème succède si souvent.

Les poussières empêchant en bien des points l'action sur le sang d'un air déjà insuffisant par lui-même et augmentant la gêne respiratoire. La dyspnée engendrant l'emphysème.

L'exercice continu exigeant un renouvellement rapide et fréquent d'air, les grands efforts s'opposant à l'ampliation parfaite.

Les attitudes vicieuses (plat ventre, à genoux, col tordu), comprimant la poitrine, d'où la dilatation insuffisante.

Le *vernix nigra* enfin, s'opposant à la respiration supplémentaire de la peau.

Toutes ces causes agissent avec une certaine lenteur, et à côté d'elles les affections pulmonaires : bronchites, fluxions de poitrine, pleurésies, asthme, pneumonie chronique, scléroses.

II. *Causes favorisant la sclérose pulmonaire ou la créant.* — La sclérose du poumon, dit Triboulet (1), répond à cette description de Letulle : toutes les fois que sur un point quelconque de tissu compris entre le hile du poumon et la plèvre, une inflammation chronique vient à se produire, la sclérose pulmonaire est constituée.

1° Ce sont des agents de traumatisme diffus. Le poussier charbonneux, le pulvis siliceux et d'autres roches dures.

2° Les pneumonies récidivantes par réinfections successives, les corpuscules charbonneux inhalés entretenant la lésion.

3° Tous les agents infectieux qui font la bronchite et autres affections pulmonaires, les plus efficaces, les plus fréquentes causes de sclérose, surtout lorsque ces affections ont tendance à durer.

---

(1) *In* Brouardel-Gilbert, *Traité de Médecine.*

CHAPITRE II

ROLE DES AFFECTIONS PULMONAIRES SUR LE CŒUR

Il existe entre le cœur et le poumon une telle solidarité anatomique et physiologique, que les lésions de l'un de ces organes entraînent presque nécessairement des troubles dans le fonctionnement de l'autre. Sénac et Corvisart en 1749 avaient déjà remarqué que tout obstacle à la circulation devenait une cause d'effort pour le cœur : « comme une aiguillon qui agit sur les ventricules et y cause un surcroît d'action. » Kreysig (1815), cité par Pitres (1), écrivait que toute cause qui trouble la respiration, qu'elle consiste en un empêchement mécanique ou en une maladie des organes destinés à cette fonction, doit nécessairement troubler le cœur.

Les mouvements respiratoires sont par eux-mêmes une des causes adjuvantes les plus efficaces de la circulation pulmonaire : toutes les fois que pour une cause ou pour une autre ces mouvements sont gênés ou empêchés, la circulation pulmonaire se ralentit et le sang s'accumulant de proche en

(1) Kreyzig, *Die Krankheiten des Herzens*, *in* Pitres, Thèse d'agrégation, Paris 1878.

proche en arrière de l'obstacle, c'est-à-dire le réseau capillaire du poumon, distend et dilate les cavités droites du cœur (asphyxies pulmonaires, broncho-pneumonie, accès de toux, asthme surtout). Dans la pneumonie aiguë, l'exploration attentive du cœur démontre assez souvent l'existence d'une augmentation très appréciable et temporaire de la matité précordiale.

Les pleurésies, dit Sénac, grossissent le volume du cœur surtout lorsqu'elles sont accompagnées de palpitations. Dans les formes chroniques, on constate particulièrement ce retentissement sur le cœur et principalement dans les cas où des fausses membranes épaisses et résistantes enveloppent le poumon et l'empêchent de se dilater pendant les mouvements respiratoires ou bien lorsque des adhérences solides le fixent à la paroi thoracique et empêchent ainsi le jeu de son élasticité.

Dans les cas de ce genre, si la maladie a duré assez longtemps, on trouve fréquemment à l'autopsie le cœur augmenté de volume, les cavités dilatées, ses parois épaissies, bien que l'appareil valvulaire soit sain.

Le poumon, fixé contre le thorax par ces adhérences qui l'empêchent de se rétracter pendant l'expiration, il en résulte une suppression des effets de l'élasticité pulmonaire sur la circulation du poumon, et par suite un obstacle relatif qui exige un déplacement plus grand de force de la part du cœur, qui agit sur le ventricule droit.

Mais parmi les affections pulmonaires aiguës et chroniques qui, réduisant le champ de l'hématose en opposant un obstacle à la circulation, retentissent sur le cœur et le droit surtout, celles qui sont compatibles avec une longue durée de l'existence agiront d'autant mieux. A ce titre, la bronchite chronique, l'emphysème surtout, s'il s'accompagne de catarrhes à répétition, la sclérose du poumon viennent au premier rang.

A l'état normal, lors de l'inspiration, l'aspiration thoracique aide le cœur droit à se vider. Chez l'emphysémateux, l'excursion thoracique diminuée, l'aspiration s'exerce insuffisante dans le thorax toujours dilaté. A côté de cela, il y a le rétrécissement de la surface sanguine liée à la raréfaction capillaire. Par suite de la déchirure des fibres élastiques et des rétractions de celles-ci, les capillaires situés dans les parois alvéolaires sont comprimés, tiraillés. Leur calibre diminué, s'efface et ils ne tardent pas à s'oblitérer. L'endothélium n'étant plus soutenu par les fibres élastiques et mal nourri par un apport sanguin insuffisant, tenant au rétrécissement des vaisseaux, disparaît en partie ou dégénère. Toutes ces lésions vasculo-épithéliales vont diminuer beaucoup l'activité des échanges chimiques de l'hématose ; tous ces points seront autant d'obstacles pour le cœur droit.

Celui-ci s'efforcera de franchir cette barrière : il ne tardera pas à éprouver une perturbation grave que traduiront divers symptômes: il s'hypertrophiera ou se dilatera suivant la valeur de la fibre cardiaque. La prédisposition organique individuelle augmente dans un cas l'activité fonctionnelle du muscle cardiaque ; dans l'autre elle a une influence passive qui laisse les cavités du cœur directement soumises à l'accumulation successive du sang veineux. Généralement, on observe une phase d'hypertrophie du cœur droit que décèle l'augmentation de la matité normale du cœur : la perception plus nette des bruits sur le bord droit sternal, des palpitations constantes, un pouls qui paraît en désaccord avec l'énergie des battements cardiaques. Mais l'obstacle persistant, s'aggravant, l'organe central de la circulation ne tardera pas à faiblir à la tâche, et la dilatation s'installera. C'est elle qu'accuse l'examen du cœur des houilleurs d'âge mûr ou vieux dans le métier, chez lesquels les lésions pulmonaires occupent une grande étendue du parenchyme et s'accompagnent d'adynamie, le trouble des fonctions hématosiques et cette gêne circulatoire ayant notablement abaissé les forces du malade et la contractilité de son cœur.

Cliniquement, cette dilatation est difficilement reconnaissable à la percussion. Le choc de la pointe est également difficile à percevoir : cependant l'intensité exagérée des battements épigastriques, le claquement artériel (perçu à gauche du sternum), par excès de tension dans l'artère pulmonaire, la turgescence des veines jugulaires, permettent de la constater.

Enfin arrive la défaillance du cœur, la phase cardiaque succède à la phase pulmonaire, et l'insuffisance tricuspide s'installe. Outre les signes de dilatation, on constate alors le pouls veineux jugulaire, hépatique, le souffle tricuspidien systolique, l'œdème des malléoles, les stases viscérales, l'oligurie. la dyspnée et le malade court à l'asphyxie progressive.

Quant aux malades atteints d'emphysème avec catarrhes à répétition, ils meurent souvent systoliques et l'on trouve à leur autopsie un cœur dilaté et hypertrophié. Mais outre que ces complications sont tardives, dix, vingt ans et plus après le début de l'affection pulmonaire, les études anatomo-pathologiques ont permis de constater que leur gros cœur présente les lésions de la myocardite chronique, le plus souvent associées à la coronarite et l'artério-sclérose, d'où cette conclusion que la cardio-sclérose se produit à une période plus ou moins avancée de l'emphysème ou de la bronchite chronique (Merklen).

Dans la sclérose pulmonaire, le réseau sanguin se rétrécit progressivement, le cœur droit est en présence d'un obstacle qui peut le conduire à la déchéance anatomique et fonctionnelle, que la sclérose ait succédé à une affection pulmonaire aiguë (bronchite, broncho-pneumonie, pleurésie), provoquée par un refroidissement, qu'elle se soit établie lentement, progressivement chez des sujets exposés à des irritations incessantes (poussières), ou encore chez des individus vivant au milieu de variations brusques et fréquentes de température, l'examen du cœur fournit à une époque souvent peu éloignée du début de l'affection, une série de symptômes qui caractérisent la dilatation des cavités cardiaques droites et la gêne de la circulation dans le cœur droit: 1° la matité précordiale est très étendue ; 2° la pointe, sans être sensiblement abaissée est fortement rejetée vers l'aisselle gauche et reportée en dehors du mamelon ; 3° bien que les bruits du cœur soient assourdis par l'emphysème, le claquement des valvules de l'artère pulmonaire est éclatant ; 4° les veines du cou volumineuses à l'état de repos, prennent lors de la toux et pendant les mouvements un développement considérable (1).

La marche, un exercice même modéré, mettent immédiatement en relief le trouble profond dont le fonctionnement de l'organe central de la circulation est atteint : après quelques pas faits à une allure un peu rapide, après l'ascension de quelques marches d'escalier, le malade atteint de sclérose pulmonaire, arrive essoufflé, haletant, incapable de parler. Le cœur s'affole au moindre effort. La tachycardie s'installe, immobilisant le malade, et cet état peut se prolonger sans amener de lésions orificielles ou valvulaires. L'arythmie se met parfois aussi de la partie, et s'établit en permanence. D'autres fois, par contre, il se produit des affections droites, principalement mitrales, ou gauches, surtout aortiques.

Mais ici interviennent d'autres facteurs, le tabac et l'alcool, dont l'usage ou plutôt l'abus justifient les doutes du médecin, qui ne peut souvent pas faire la part de chaque agent dans l'état pathologique créé. Dans le doute, il paraît plus

---

(1) Voir Du Castel, *Société médicale des Hôpitaux*, mars 1884.

sage d'invoquer la triple origine des accidents que d'accuser la mine seule.

Il est absolument impossible, avec la meilleure volonté du monde, semble-t-il, de se prononcer sur le rôle de chacun des facteurs du désordre, et bien téméraire de prétendre établir la prédominance de l'un d'entre eux.

OBSERVATIONS

Observation Première

R... Jean-Jacques, 49 ans, 3 mars 19...

Se plaint d'être essoufflé en marchant et n'a reconnu cela que depuis 3 semaines. Cet ouvrier a travaillé environ 7 ans à l'intérieur. Les battements du cœur sont un peu tumultueux, 104. L'expansion communiquée à la paroi thoracique est forte ; à l'auscultation du poumon on n'entend pas de râles, mais l'expiration manque. Le malade tousse un peu depuis quelques jours.

28. — Léger souffle présystolique sans propagation avec maximum à la base du cœur. Le deuxième bruit vibre un peu, le malade respire mieux. Il reprend son travail le 17.

Observation II

C... Hyacinthe (14 mai 18...), 41 ans.

Cet ouvrier se plaint de ne pouvoir pas respirer. Il est essoufflé, obligé de se lever et d'ouvrir la fenêtre. Ne sue pas. Tousse et n'expectore pas.

On entend dans toute l'étendue des poumons, surtout à la base droite des sibilants. Expiration incomplète.

21. — Dit ne pas pouvoir rester au lit plus de 2 ou 3 heures. Battements du cœur violents. Pouls, 92.

Les bases sont assez fortement congestionnées.

3 décembre. — A l'auscultation, on note de la fréquence des battements du cœur. Pas de souffle. Ebranlement de la paroi thoracique. L'essoufflement est considérable. Le malade a craché du sang caillé au réveil, puis deux gorgées de sans rouge. Sa face est congestionnée. Rales à gauche.

14. — Expectoration noire depuis quelques jours.

19. — L'ouvrier reprend son travail.

Observation III

Ar. Antoine (9 décembre 18...), 39 ans.

25 ans de mine, dont 8 dans des chantiers chauds où il ne pouvait travailler plus de dix minutes sans aller respirer (anciens travaux qu'on dut abandonner) ; amaigri ; se plaint à l'épigastre d'une douleur constrictive, céphalalgie. Le malade éprouve au gosier la sensation de corps mous qui montent et descendent sans sortir. Par moment, un fragment muqueux perlé. noir, s'échappe et va très loin. Les bases pulmonaires sont atteintes d'emphysème et de congestion. Le cœur vibre anormalement en battant et fait vibrer un peu la paroi thoracique. Le pouls est très dépressible et bat 72.

20 décembre. — Souffre à droite, au niveau de la pointe de l'omoplate, d'une douleur sourde qui tient probablement à la présence d'un peu d'emphysème, peut-être d'adhérences. Dyspnée, quand il gravit un plan incliné, un escalier.

24. — Beaucoup de mieux. Tremblements musculaires dans tout le corps. Dyspnée.

Observation IV

M. Emmanuel (10 janvier 18...), 42 ans.

Depuis quinze à vingt jours, tousse, frissonne. Le pouls a battu souvent au-dessous de 60 ; actuellement, quelques absences et 72.

A l'auscultation, désordres assez considérables ; ou bien, absence de la pulsation ou précipitation des deux battements qui paraissent n'en constituer qu'un seul dédoublé. Le malade avoue être essoufflé plus que de coutume et le soir monte les escaliers avec peine.

15. — Amélioration sensible. Le malade reprend son service en février.

7 novembre. — M... n'a pas travaillé cette semaine; gêné pour respirer, essoufflé quand il marche. Quelques râles aux deux bases.

Battements du cœur irréguliers. Pouls, 84. Après une pulsation régulière, 2, se rapprochant, même phénomène au cœur, où l'on entend deux bruits normaux, puis 4 bruits formant deux révolutions, mais se rapprochant beaucoup.

Observation V

Va... Louis, 50 ans (11 janvier 19...).

Emphysème et bronchite chronique. La poitrine est pleine de râles, surtout à gauche. Un peu de gêne et de lenteur dans les battements du cœur.

12. — Pouls, 84. A gauche, râles plus nombreux, plus fins, plus humides. Va... a peu dormi à cause de la toux. L'expectoration grise est assez facile et assez abondante. Pas de selles.

14. — Ne crache encore que des mucosités grisâtres; les poumons renferment de nombreux râles à bulles moyennes. Toux grasse. Pouls, 96. Un peu dur. Une selle. La face est un peu congestionnée.

15. — A craché beaucoup. Pouls, 92. Amélioration sensible.

18. — Râles trachéaux entendus à distance. Subdélire. Pouls, 96. Langue humide. Râles muqueux très nombreux à l'expiration. Une série de petits râles fins. Quelques sibilants. La face est congestionnée ; paupières œdématiées. Pas de selles. Urines rares et troubles.

19. — Ne crache pas. Une selle. Pouls, 100. Râles aux deux temps.

20. — A beaucoup sué cette nuit. Avale ses mucosités. Deux crachats laiteux, opaques, épais. Pouls, 100. Le soir : pouls 92, régulier, assez fort. Partout des râles. Un peu de subdélire.

21. — A peu dormi. Crachats rares. Battements du cœur sourds ; pouls, 88. Facies congestionné. Lèvres cyanosées.

22. — Le malade paraît un peu mieux. Pouls, 84, régulier Battements du cœur voilés. Râles fins, un peu partout.

Observation VI

B... Antoine (20 janvier 18...), 47 ans.

Depuis plusieurs jours avait peine à se mettre en route le matin. Aujourd'hui, tout semble tourner autour de lui et il ne peut pas se tenir debout, et respire difficilement. Ce malade atteint l'an passé de *crachement noir* se remit assez bien et put fournir une assez longue période de travail léger.

Le cœur bat faiblement. Au moindre effort, on constate de la tachycardie.

Râles partout dans la poitrine. Râles trachéaux et râles humides, ronflants, sibilants. Pouls, 80-84.

10 février. — Le fait seul de se coucher détermine à notre arrivée 120 pulsations. Au bout de 5 minutes, le pouls est retombé à 84. Respiration rude à droite. Tousse et crache.

14. — Le pouls est fort incertain, un rien le modifie, un peu de pression l'efface. Une observation faite au malade l'affole. Respiration toujours rude.

Cet ouvrier avait pu reprendre son travail fin mars. Il le cesse en avril, l'essoufflement et la tachycardie l'accablent à nouveau. Le 27 mai, on notait un amaigrissement notable. Le sthétoscope appliqué dans le creux sus-claviculaire donne un léger bruit métallique au second temps. Pouls, 104-108. Respiration rude. Expectoration grise assez difficile à obtenir. Le 14 janvier 1895, accès d'asthme, le premier, à notre connaissance. Le malade parle et respire avec difficulté. Le cœur est désordonné, tumultueux. La respiration rude ; expectore des crachats gris.

15. — Ne peut pas rester au lit. Thorax rigide ne revenant pas sur lui-même à chaque expiration, qui est courte, comme l'inspiration. Urines rares. Pouls, 108. Meurt le 16.

Observation VII

Br... Auguste (3 mars 18...), 52 ans. Ni fumeur, ni buveur Bronchite chronique. Accidents aigus greffés sur les anciens.

Très essoufflé. Râles humides muqueux, sous-crépitants à grosses bulles. Pas d'expectoration. Emphysémateux (voussure considérable de la poitrine en avant), une lame de poumon recouvre probablement le cœur, car on perçoit en haut une sonorité toute particulière en un point où l'on devrait avoir la matité de la base du cœur. Pouls, 64.

L'expectoration se produit quelques jours après. On perçoit des râles à la partie inférieure des poumons en arrière. Râles muqueux à bulles moyennes. Le pouls bat 62. Filiforme. Les battements du cœur sourds, presque éteints.

7 mai. — Quelques râles encore en arrière et en bas des deux côtés. Le pouls oscille autour de 68, mais une pulsation de temps en temps manque à la radiale.

Observation VIII

Ma... Auguste (12 novembre 18...), 53 ans.

Emphysémateux ayant dû renoncer depuis deux ans à la mine. Plus vieux en apparence que son âge. Ce malade a eu des accidents cardiaques. Il tousse beaucoup, surtout la nuit, est essoufflé. Râles dans toutes les parties du poumon. Gêné le matin surtout, pour se débarrasser des mucosités que l'inspiration met en mouvement. Le cœur présente une absence de temps en temps.

Observation IX

Lo... Célestin (2 septembre 18...), 23 ans de mine.

Est gêné pour respirer, essoufflé, en proie à de véritables accès d'asthme. Des râles sibilants sont perçus à l'auscultation, le côté droit est congestionné. Son pouls petit, mais régulier.

Le malade urine peu et ses urines sont troubles. Le 10. œdème des malléoles. Le pouls est à 92 ; Lo... se plaint de ne pas pouvoir dormir.

Le 14, nous le trouvons dans la position génu-pectorale. Les jambes et le scrotum sont œdématiés. De gros ronchus un peu partout à l'auscultation. Les battements du cœur sont sourds et irréguliers.

Le 18, les battements cardiaques sont plus réguliers, l'œdème paraît s'atténuer.

Observation X

Cl... Auguste, 63 ans (30 août 18...).

Bronchite chronique. Congestion du côté droit. Dyspnée. Pouls petit, 84. La cage thoracique dilatée au maximum ne donne à l'auscultation que la sensation d'une toute petite pénétration d'air.

Septembre. — Expectoration noire abondante. Pouls régulier, mais très petit. Œdème blanc des pieds et des jambes.

Octobre. — Les membres supérieurs sont à leur tour œdématiés. Pouls filiforme.

Observation XI

Sé... Louis, 62 ans (20 août 18...).

Portier dans un courant d'air et vieil emphysémateux. A pris froid ces jours-ci. Crache, mais avec peine. Râles muqueux en arrière, très nombreux les jours suivants, et dyspnée. Expectoration épaisse.

15 septembre. — Les pieds se sont enflés un peu. Le malade nous dit qu'il ne peut pas dormir plus de deux heures au lit. L'état des poumons est toujours le même, le cœur bat vite. Le pouls est petit et à 120.

17. — Sé... est très fatigué. L'expectoration n'a plus lieu. Des râles partout dans la poitrine. Le cœur bat faiblement dans une sorte de murmure confus. Le pouls est incomptable, tumultueux. Le 19, le malade meurt.

Observation XII

Cla... Emile, 65 ans (4 octobre 18...).

Il s'agit d'un vieillard chez lequel une partie des symptômes et des lésions peut être masquée. Malade depuis 3 ou 4 jours, tousse souvent, a de la dyspnée. Le pouls est irrégulier, les battements du cœur sont indistincts. Quelques râles fins et humides aux bases.

6. — Depuis hier soir, hoquets qui cessèrent, paraît-il, après absorption de sucre pilé et de vinaigre mélangés, et à la compression épigastrique. Le pouls est irrégulier. On distingue mal les battements du cœur. Un peu de rudesse du poumon droit. Quelques râles fins, humides ; à gauche, à la base, quelques râles humides à grosses bulles.

8. — Mort.

Observation XIII

Ga... Jean (21 mars 18..), 60 ans.

Bronchite chronique. Quelques râles surtout trachéaux. Aurait eu ce matin un ictus apoplectique, une parésie gauche dont il ne reste nulle trace. Buveur et fumeur. Dyspnée. Suffocations. Les battements du cœur manquent de netteté. Pouls autour de 100.

2 avril. — Se leva encore l'après-midi, mais ne put se remettre au lit. La gêne respiratoire, à partir de ce moment, ne fit que s'accroître. Mort.

Note. — Le malade est mort par le cœur, déjà fortement compromis et que le catarrhe pulmonaire récidivant avait encore gêné dans son fonctionnement.

CHAPITRE III

HYGIENE PREVENTIVE

Résumant son étude sur les maladies du houilleur, J. Oberthür (1) constate que malgré toutes les améliorations apportées dans la deuxième moitié du XIXe siècle aux conditions hygiéniques des ouvriers mineurs, ils souffrent encore souvent des maladies de l'appareil respiratoire dans l'étiologie desquelles les écarts de température peuvent davantage être mis en cause. Nous ne pouvons que nous rallier à ses justes remarques. L'hygiéniste et l'ingénieur poursuivent depuis longtemps à tous les points de vue l'amélioration de cette industrie, et leurs efforts, il faut le reconnaître, ne s'exercent pas inutilement.

A. *Contre le mauvais air :* l'installation de puissants ventilateurs à fort débit permet d'affirmer que l'air respiré dans les exploitations houillères tend à devenir suffisamment pur.

B. *Contre les écarts de température* auxquels nous attribuons tant de méfaits, la ventilation dont nous venons de signaler l'immense avantage doit être surveillée au point de vue de son activité, de sa force, de sa distribution. C'est ainsi que

(1) Oberthür, *loc. cit.*

les voies maîtresses de sortie, que son travail fini l'ouvrier doit regagner et parcourir, ne doivent par être traversées par de fortes colonnes d'air. En second lieu, cet ouvrier, arrivé à l'orifice de sortie (galerie ou puits), ne doit pas continuer sa route jusqu'à sa maison sous une température toujours différente de celle du milieu qu'il vient de quitter ; il est de plus souvent mouillé et insuffisamment vêtu. Une transition s'imposait entre le dedans et le dehors ; on a créé les chambres chaudes. Dans ces vastes locaux, dont la température est réglée suivant la saison, le houilleur se débarrasse de ses vêtements de mine, prend une douche chaude ou écossaise, favorisant la réaction au sortir du travail, et constituant, comme le dit Oberthür, un excellent moyen prophylactique de ces affections *a frigore*, en même temps qu'un excellent soin de propreté. Il revêt ensuite ses habits de ville secs, propres et de saison, et rentre chez lui.

La chambre chaude actuellement en usage est loin, selon nous, de remplir tous les desiderata de l'hygiène, malgré sa simplicité. Il y a dans ces vestiaires aux patères trop rapprochés, et affectés à la fois aux vêtements de mine et de ville, de bien fâcheux contacts, des voisinages suspects favorisant la transmission des germes divers, des parasites (*pediculi pubis, ankylostome duodénal, oxyures*, etc.) (1).

Les chaussures humides et chargées de boue souillent le sol très rapidement à cause du nombre d'ouvriers. Ceux-ci vont piétiner nu-pieds dons ces souillures, soit au retour de la douche, soit même en changeant de souliers. Ce sont ces inconvénients (1) qui nous ont suggéré les modifications sui-

(1) Les « penderies » en usage en Westphalie sont encore moins recommandables.

(2) Nous avons eu l'occasion de constater ces mêmes inconvénients dans plusieurs bains-douches régimentaires.

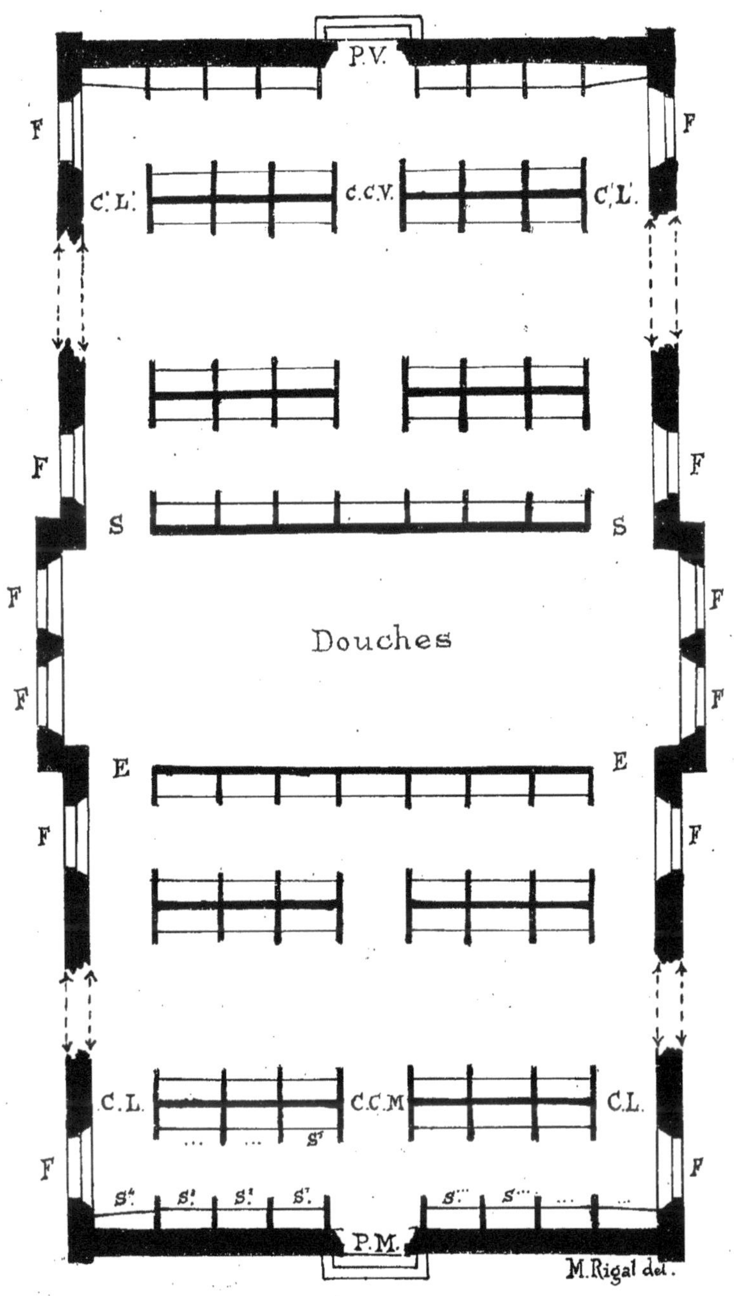
P.V.
F
C.L.
C.C.V.
C.L.
F
F
F
S
S
F
F
Douches
F
F
E
E
F
F
C.L.
C.C.M
C.L.
F
F
P.M.
M. Rigal del.

vantes dans la disposition et l'aménagement des chambres chaudes, très clairement exposées dans le plan ci-inclus, que notre excellent ami Maurice Rigal a bien voulu dresser sur nos indications.

L'ouvrier sortant de la mine pénètre dans la chambre chaude par la porte P. M., suit un couloir central. C. C. M., d'où partent perpendiculairement des couloirs secondaires sur les cloisons (en planches ou briques) lesquels sont disposées les stalles individuelles et numérotées, S, S1, S2, etc... d'une profondeur d'au moins 0 m. 50 : l'ouvrier gagne sa stalle et y dépose chapeau, vêtements et chaussures. Le fond de la stalle est pourvu en haut de 3 patères disposés 1 et 2 ; en bas, de deux tablettes dont l'une à 0 m. 50 environ du sol pour s'asseoir, l'inférieure destinée à recevoir souliers ou bottes. Complètement dévêtu, le mineur gagnera le couloir latéral C. L., qui le conduit à la salle de douches, où il pénètre par la porte E. La douche, les soins de propreté terminés, il sort par la porte S, et par le couloir latéral C[1] L[1], se rend à sa stalle de numéro correspondant du second vestiaire, ou vestiaire de ville, où il retrouve ses habits propres. Rhabillé, il traverse le couloir central C. C. V. et quitte la chambre chaude par la porte P. V.

Réciproquement, avant son entrée à la mine, le houilleur pénètre dans la chambre chaude par la porte P. V., suit le couloir central où il se déchausse, gagne sa stalle, se dévêt complètement et va s'équiper dans le vestiaire de mine de ses habits de travail. Il en sort par la porte P. M.

D'après ce dispositif, il n'y a plus la moindre promiscuité non seulement entre les habits des ouvriers, mais encore entre les habits de ville et de mine de chacun d'eux ; l'ouvrier à sa sortie de la salle de douches, doit marcher sur un sol exempt de toute souillure.

Le sol de la chambre chaude sera surélevé par rapport au

terrain, cimenté avec rainures et rigoles collectrices latérales permettant l'écoulement des eaux, recouvert enfin de liteaux de bois parallèles, espacés de 2 centimètres environ.

Les cloisons des couloirs n'atteindront évidemment pas le plafond. Quant aux murs à angles arrondis, et sans moulures, et aux parois des stalles, ils seront recouverts d'un vernis lavable, permettant de fréquents nettoyages à grande eau. De nombreuses fenêtres assureront un grand éclairage et le libre accès de l'air dans l'intervalle des entrées d'ouvriers.

Vêtements. — Les vêtements de laine, fermant bien, nous paraissent les plus convenables. De tous les tissus, la laine absorbe le plus d'eau hygrométrique, et sans perdre ses propriétés physiques de souplesse, porosité, conductibilité, soustrait à la surface, avec laquelle elle se trouve en contact une très grande quantité de liquide. Les tissus caoutchoutés, le cuir, seront utiles à l'aller et au retour du chantier, si l'eau dégoutte des parois. La coiffure indispensable, en feutre ou en cuir, les chaussures imperméables à semelle de bois, complètent avantageusement l'équipement du houilleur (1).

C. *Contre les poussières.* — 1° Poussières de roches dures produites par les perforatrices mécaniques : les divers masques à éponge, ouate, toile métallique, gaze filtrantes (Cœetzen, Zeffrey, Beltz, Eulemberg), nous paraissent utiles et utilisables, les ouvriers employés à ces machines n'ayant pas à fournir le rude travail de l'ouvrier ordinaire qui ne peut pas supporter cette nouvelle gêne à l'accomplissement des actes respiratoires. L'aspersion d'un filet d'eau sous pression semble devoir rendre en tout cas de grands services.

2° Contre le pulvis charbonneux, c'est encore à la ventilation que l'on doit avoir recours pour brasser l'atmosphère

(1) E. Bourguet, *Essai sur l'Hygiène des Houilleurs*, Thèse de Montpellier, 1864.

chargée de particules et les dissiper dans un grand volume d'air sans cesse renouvelé. L'emploi des masques, nous l'avons dit, n'est guère applicable là où les efforts du travail sont trop considérables.

3° Insistons en dernier lieu sur la nécessité absolue pour l'ouvrier de ne point reprendre son travail avant la guérison complète de toute affection pulmonaire, même bénigne. Nous avons dit ailleurs le rôle du poussier dans les cas de lésions de l'arbre pulmonaire.

D. En terminant, nous émettrons ce vœu : que dans les écoles primaires et les cours d'adultes de nos milieux houillers, comme dans tous les milieux, du reste, plus d'une heure et plus d'une leçon soient consacrées à l'enseignement de l'hygiène élémentaire, à seule fin que dans son propre intérêt, l'ouvrier devienne le collaborateur du médecin et de l'ingénieur : « *Nec solum se ipsum præstare opportet opportuna facientem sed et ægrum et assidentes et exteriora.* » (Hippocrates, Aphor. I.)

TABLE MORTUAIRE (accidents non compris)

1880-1900

ANNÉES	DÉCÈS	Décès par suite d'affections pulmonaires ou cardio-pulmonaires	ANNÉES	DÉCÈS	Décès par suite d'affections pulmonaires ou cardio-pulmonaires
1880	1	1	1891	9	7
1881	4	1	1892	5	5
1882	4	1	1893	9	4
1883	3	2	1894	10	5
1884	5	1	1895	1	0
1885	11	4	1896	3	3
1886	2	0	1897	7	3
1887	4	0	1898	3	2
1888	7	2	1899	3	1
1889	5	3	1900	3	2
1890	10	6			

Décès 109 (accidents, traumatismes non compris).

Décès à la suite d'affections pulmonaires ou cardio-pulmonaires 53.

INDEX BIBLIOGRAPHIQUE

G. André. — Hypertrophie du cœur (bibliothèque Charcot-Debove).

Arthus. — Physiologique.

Bard. — Thèse de Lyon, 1879. — La phtisie fibreuse chronique.

Baumel. — Maladies du cœur droit. Thèse d'agrégation, 1883.

— Emphysème pulmonaire. Thèse de doctorat, 1877.

Bera. — Du milieu souterrain, son influence sur la pathologie générale des mineurs, 1899.

Boens Boisseau. — Traité des maladies des houilleurs (Bruxelles, 1862).

Bourguet Emile. — Essai sur l'hygiène des mineurs. Thèse de Montpellier, 1864.

— Anémie des mineurs. Gazette des Hôpitaux, 1877, n° 99.

Brouardel-Gilbert. — Traité de médecine et de Thérapeutique.

Carrieu M. — Archives de physiologie, 1888. De la pneumokoniose anthracosique.

Charcot. — Revue mensuelle, t. II, 1878. Leçons de 1877.

Charcot-Bouchard-Brissaud. — Traité de Médecine.

Choupin F. — Étude chimique de l'anthracose, 1893.

Claisse et Josué. — Études expérimentales sur les pneumokonioses, 1898.

Cornil V. — Article cirrhose. Dictionnaire Dechambre.

Castel (Du). — Sclérose pulmonaire. Société méd. des hôpit., 1884.

Crocq. — Congrès d'hygiène et démographie. Paris, 1882.

Dechambre. — Dictionnaire en 100 volumes.

Despréaux. — Emphysème pulmonaire. Bibliothèque Charcot-Debove.

DIEULAFOY. — Pathologie interne.

DUPRÉ — Montpellier médical, 1860. Fluxion de poitrine.

FABRE DE COMMENTRY —De l'anémie et spécialement de l'anémie chez les mineurs, 1878.

GOURAUD X. — Influence pathologique des maladies pulmonaires sur le cœur droit. Thèse de Paris, 1865.

GUIRAUD. — Hygiène, 1904.

GRASSET. — Montpellier médical, 1874. La fluxion de poitrine.

HUCHARD. — Traité des maladies du cœur et des vaisseaux, 1893.

ISEMBERG. — De l'hygiène du houilleur. Thèse de Montpellier, 1894.

JACCOUD. — Dictionnaire XXIV. Article Scléroses. Balzer.

— Cliniques de la Charité, 1869.

KUBORN. — Étude sur les maladies particulières aux mineurs. Liège, 1863.

KREYZIG. — Die Krankheiten des Herzens. Berlin, 1815.

LETULLE. — Les scléroses pulmonaires. Gazette hebdomadaire, 1890.

LOUIS. — Recherches sur l'emphysème des poumons. Mémoire Soc. méd., 1837.

MERKLEN. — Sclérose pulmonaire *in* Brouardel-Gilbert.

MOHA. — Etude sur quelques complications de la pleurésie. Thèse de Paris, 1874.

OBERTHUR — Étude médicale sur les ouvriers des houillères. Rennes-Paris, 1897.

OLIVIER. — Anthracose. Thèse de Montpellier, 1883.

CONSTANTIN PAUL. — Diagnostic. Traitement des maladies du cœur, 1883.

PETER. — Traité des maladies du cœur, 1883.

PITRES. — Thèse d'agrégation, 1878.

RIEMBAULT, — Hygiène des ouvriers mineurs, 1861.

— Encombrement charbonneux des mineurs de houille, 1881

REGIMBEAU. — Les pneumonies chroniques. Th. d'agrégation, 1889.

SÉE et LABADIE LAGRAVE. — Traité des maladies du cœur, 1889.

VIAULT et JOLYET. — Traité de physiologie humaine, 1898.

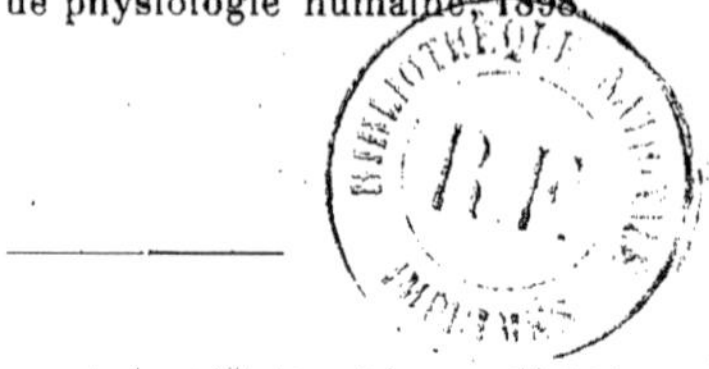

TABLE DES MATIÈRES

SERMENT

En présence des Maîtres de cette Ecole, de mes chers condisciples, et devant l'effigie d'Hippocrate, je promets et je jure, au nom de l'Être suprême, d'être fidèle aux lois de l'honneur et de la probité dans l'exercice de la Médecine. Je donnerai mes soins gratuits à l'indigent, et n'exigerai jamais un salaire au-dessus de mon travail. Admis dans l'intérieur des maisons, mes yeux ne verront pas ce qui s'y passe ; ma langue taira les secrets qui me seront confiés, et mon état ne servira pas à corrompre les mœurs ni à favoriser le crime. Respectueux et reconnaissant envers mes Maîtres, je rendrai à leurs enfants l'instruction que j'ai reçue de leurs pères.

Que les hommes m'accordent leur estime si je suis fidèle à mes promesses ! Que je sois couvert d'opprobre et méprisé de mes confrères si j'y manque !

www.ingramcontent.com/pod-product-compliance
Ingram Content Group UK Ltd.
Pitfield, Milton Keynes, MK11 3LW, UK
UKHW020426230726
13925UKWH00004B/1618